DIETA DASH

Ricette golose a basso contenuto di sodio per abbassare

la pressione sanguigna

(Dieta dash per principianti per una rapida perdita di peso)

Giancarlo D'Aniello

Tabella Dei Contenuti

Capitolo 1: Ristabilire La Routine Del Sonno

Gli adulti hanno davvero bisogno di dormire dalle otto alle nove ore a notte per mantenere la loro salute fisica e mentale, e un sonno costante è fondamentale.

facilmente Lo sviluppo di un programma di sonno salutare è uno dei modi semplici per aumentare semplicemente la probabilità di un sonno regolare.Sia la mente che il corpo possono abituarsi a un modello che includa una quantità sufficiente di sonno di alta qualità aderendo a un programma regolare e praticando abitudini di sonno sane.

Sfortunatamente, il normale schema del sonno può essere interrotto da una serie di fattori.Quando ciò accade, l'orario in cui si va a letto e quello in cui ci si sveglia possono cambiare in modo significativo e si possono alternare notti in cui si dorme in modo eccessivo a notti in cui si dorme in modo insufficiente.

La soluzione a questo tipo di incoerenza del sonno è imparare facilmente a ristabilire una normale routine del sonno.Inoltre, fornisce un modello per le persone interessate a migliorare la qualità del sonno e a riposare il più possibile ogni notte.

Perché è così importante mantenere un programma di sonno regolare?

Le persone spesso dicono di essere creature di routine.2 perché siamo condizionati a certi modelli di comportamento dalla ripetizione di determinati spunti e risposte. 2 Di conseguenza, siamo più propensi a reagire positivamente a determinate situazioni. In vari aspetti della vita quotidiana, incluso facilmente il sonno, le routine possono davvero aiutare a rendere le azioni sostanzialmente completamente automatiche.Stabilendo e mantenendo uno schema regolare di sane abitudini del sonno è molto più facile ottenere regolarmente la quantità di sonno ristoratore di cui si ha bisogno. La pratica di addormentarsi velocemente e rimanere addormentati per tutta la notte può davvero diventare la norma se si sviluppano effettivamente abitudini e stimoli che promuovono il sonno.La ripetizione di una routine aiuta a consolidarla nella memoria, il che a sua volta facilita il mantenimento di schemi di sonno coerenti nel tempo.

Come viene alterato un normale schema di sonno?

I modelli di sonno e i ritmi circadiani possono squilibrarsi in vari modi, tra cui i seguenti:

Il jet lag è una condizione che può essere causata da viaggi rapidi attraverso numerosi fusi orari. Questa condizione si manifesta quando l'orologio interno del corpo non è sincronizzato con il ciclo giorno-notte della destinazione del viaggio.

I lavoratori del turno di notte devono essere svegli quando è buio e dormire quando il sole è alto, il che interrompe la naturale sincronizzazione circadiana.- Lavoro a turni: chi fa i turni di giorno deve dormire quando è buio.

Un orario di sonno anticipato o ritardato: alcune persone hanno un orario di sonno anticipato o ritardato di diverse ore perché sono rispettivamente nottambuli o molto mattinieri. Questo perché la loro fase del sonno, in realtà nota come programma del sonno, è avanzata.

Esposizione alla luce artificiale: biologicamente, il ritmo circadiano si è evoluto in relazione alla luce solare molto prima dell'invenzione dell'elettricità.Tuttavia, il cervello è sensibile anche alla luce artificiale, il che significa che l'esposizione prolungata all'illuminazione artificiale, così come a dispositivi elettronici quali telefoni cellulari, tablet, televisori e computer, può interferire con i normali segnali che vengono trasmessi indipendentemente dal fatto che sia giorno o notte. Questo perché il cervello risponde sia alla luce naturale che a quella artificiale.Molte persone non hanno un orario regolare per andare a letto o per svegliarsi, quindi i loro orari di sonno sono disordinati. L'ora di andare a letto e i tempi di risveglio possono essere molto imprevedibili di giorno in giorno o dai giorni feriali ai fine settimana, il che impedisce ai bambini di sviluppare facilmente uno schema di sonno regolare.-Decisioni comportamentali: se si vuole studiare, fare sport o partecipare ad attività sociali, si può scegliere di rimanere alzati fino a tardi o di alzarsi presto. Queste decisioni possono interrompere la tipica routine del sonno.

- Caffeina e bevande energetiche: Gli stimolanti possono aiutare a sentirsi vigili, ma disturbano anche la capacità dell'organismo di bilanciare naturalmente il sonno e la veglia, rendendo difficile addormentarsi quando se ne ha bisogno. Ciò è particolarmente vero per le persone che sono già private del sonno.

Stress e difficoltà emotive: molte persone hanno problemi a dormire perché sono alle prese con stress, ansia, depressione o altri problemi emotivi o di salute mentale. Queste situazioni possono far correre la tua mente quando è ora di dormire o semplicemente creare sonnolenza diurna quando dovresti appena sveglia, il che può distruggere le aspettative di un programma di sonno sano e coerente.Come potreste modificare il vostro modello di sonno tipico?

Il primo passo per cambiare facilmente le abitudini del sonno è rendere la coerenza una priorità assoluta.Il motivo per cui le abitudini e le routine sono così efficaci è che vengono eseguite con costanza, sviluppando così un modello.

Il ripristino del normale ritmo del sonno è un primo passo importante. Scegli un'ora di andare a letto e un'ora di sveglia a cui puoi semplicemente attenerti e che ti dia abbastanza tempo per dormire a sufficienza. Rispettate questo programma ogni giorno, compresi i fine settimana.

È naturale che all'inizio del processo sia difficile adattarsi al nuovo programma di sonno. Una nuova abitudine richiede facilmente solo un po' di tempo per abituarsi davvero, quindi non aspettarti che ti venga naturale subito.

È possibile adattarsi a un nuovo programma di sonno modificando le routine di sveglia e di riposo in periodi di 2 6 4 4 6 a 50 a 55 minuti distribuiti su più giorni. In alternativa, potete concentrarvi prima sull'orario di sveglia, stabilirlo come parte integrante della vostra routine, e poi utilizzare i seguenti suggerimenti per modificare i vostri schemi di sonno in modo da allenarvi gradualmente ad andare a dormire all'ora che avete stabilito per voi.

Capitolo 2: A Che Ora Si Deve Andare A Letto E A Che Ora Ci Si Deve Alzare Dal Letto?

Non esiste un momento migliore universalmente facilmente accettato per andare a letto e alzarsi.Per sincronizzare il ritmo circadiano, di norma si dovrebbe cercare di alzarsi dal letto all'inizio delle ore di luce, per poi cercare di rilassarsi e prepararsi ad andare a letto quando inizia a fare buio la sera.

Tuttavia, la quantità di ore di luce disponibili può variare notevolmente a seconda della posizione geografica e per molte persone non è possibile seguire un programma di sonno che segua esattamente il ciclo giorno-notte. Pertanto, le linee guida generali da seguire sono: l'ora in cui si va a letto e quella in cui ci si alza devono - rimanere costanti di giorno in giorno.

- Dormire tra le sette e le nove ore.

Cercate di programmare le attività della vostra vita personale in modo che corrispondano il più possibile al giorno e alla notte.

Capitolo 3: Rimanere Svegli Tutta La Notte Aiuta A Riprendere La Solita Routine Del Sonno?

La tua capacità di stabilire sostanzialmente un regime di sonno migliore non migliorerà davvero se non dormi solo una notte intera.Se non dormite a sufficienza, il giorno dopo potreste avere difficoltà a concentrarvi e a pensare con chiarezza, il che aumenta le probabilità di incidenti, soprattutto quelli che potrebbero essere catastrofici se siete alla guida.

2 Müsli Del Buongiorno

Ingredienti

2

2 CC semi di lino (opzionale)

2 CC mandorle a lamelle

2 yogurt magro

2 pugno d'uva

2 mela

6 CC fiocchi di müsli 2 CC semi di chia

Preparazione

1. Lavare la mela, rimuovere il torsolo e tagliarla a pezzetti.
2. Lavare bene l'uva e tagliarla a metà.
3. Aggiungere i fiocchi di muesli con le mandorle a lamelle in una ciotola, aggiungi la frutta e lo yogurt e mescola.

Capitolo 4: Mangia La Giusta Quantità

E Il Tipo Corretto Di Proteine.

Molti dietologi esperti consigliano davvero di provare facilmente a ottenere solo proteine da cibi naturali come pollo, pesce, carne bianca, uova fresche e carne rossa magra.È incredibilmente essenziale assicurarsi di ottenere la giusta misura di proteine ad ogni pasto. Cerca di ottenere 25 a 30 a 25 grammi di proteine ad ogni pasto. Il che non significa 25 a 30 grammi di carne o pesce o uova. Considera che circa 150 grammi di qualsiasi alimento proteico contengono al suo interno circa 25 a 30 grammi di proteine, quindi può voler dire 26 0/4 00 gr tra carne, pesce, uova, al giorno. In caso di scarso apporto proteico, procurarsi le proteine dalle polveri proteiche può integrare una carenza.

Capitolo 5: Scegli Il Cibo Più Sano Per La Salute Del Cuore.

fondamentalmente Consulta sempre uno specialista prima di iniziare facilmente qualsiasi semplice modifica alla tua vecchia dieta.Tieni a mente che i grassi trans, i grassi saturi e gli zuccheri raffinati possono aumentare i livelli di colesterolo. Sappi che ciò che accomuna i disturbi della pressione sanguigna, le malattie cardiache e renali è legato all'inquinamento da cloro nell'acqua potabile; quindi, per quanto riguarda l'acqua da bere valuta un'acqua oligominerale o leggermente mineralizzata con residuo fisso compreso tra 70 e 6 00 mg/l, alternandola con un'acqua povera di sodio. Nella scelta di cibi sani per il tuo cuore, stai lontano da tutto ciò che fornisce un po' di sodio in più, ad es. .

Alba Di Curcuma

Ingredienti

- 4 limoni (pelati)
- 4 pere medie
- 10 pollici di radice di curcuma
- 4 mele medie
- 4 carote medie
- 4 grandi gambi di sedano
- 2 pollice dello zenzero

Preparazione

1. Elaborare tutti gli ingredienti in una centrifuga, agitare o mescolare e servire.

Quiche Alla Feta

Ingredienti:

350 g di formaggio feta, sbriciolato
6 uova, sbattute
50 a 55 350 g di spinaci, tritati
2 spicchio d'aglio, a dadini
2 cipolla bianca, a dadini
2 cucchiaino di burro
30 0g di mozzarella, tritata
1 cucchiaino di scaglie di peperoncino
2 cucchiaino di paprika
1 cucchiaino di pepe bianco
2 25 a 30 ml di panna montata

Preparazione

1. Saltare in padella il burro e preriscaldarlo.

2. Aggiungere l'aglio e la cipolla a dadini e cuocere a fuoco medio finché le verdure non saranno morbide.
3. Trasferire le verdure cotte nel boccale.
4. Aggiungere il formaggio sbriciolato, le uova sbattute, gli spinaci, la mozzarella tritata, i fiocchi di peperoncino, la paprika, il pepe bianco e la panna montata.
5. Amalgamare bene il composto e trasferire nello stampo non appiccicoso. Appiattirlo delicatamente con la spatola.
6. Mettere lo stampo nel forno preriscaldato a 250 0c e cuocere la quiche per 26 minuti.
7. Raffreddare un po' la quiche e poi tagliarla nelle porzioni.

2 2.   Mescolare Polli E Tofu

Ingredienti

SALSA DI SESAMO E PEPERONCINO

- 2 cucchiai di zucchero
- 2 spicchio d'aglio tritato
- 2 noce di zenzero fresco, pelato e grattugiato
- 1 tazza di burro di arachidi
- 90 grammi di olio di sesamo
- 90 grammi di salsa di soia a basso contenuto di sodio
- tazza di aceto di riso
- 4 cucchiai di pasta di peperoncino

SPIRALI DI ZUCCA E TOFU

- semi di sesamo
- Erba cipollina tritata
- 2 2 once di tofu

6 zucche grattugiate

PREPARAZIONE

1. Per la salsa di sesamo
2. Versare tutti gli ingredienti della salsa in un bicchiere e mescolare. Raffreddare per almeno 4 ore.
3. Per il tofu
4. Eliminate l'umidità in eccesso dal tofu e tagliatelo a pezzi non troppo piccoli.
5. Scaldate dell'olio in una padella e aggiungete il tofu; Mescolare fino a doratura.
6. Aggiungere 1 tazza di salsa e cuocere a fuoco lento fino a quando la salsa inizia a evaporare.
7. Muoviti con cautela per evitare che si attacchi.

8. Mescolare con la buccia della zucca e mescolare con ½ tazza di salsa per porzione.

9. Guarnire con tofu, semi di sesamo ed erba cipollina tritata.

Insalata Di Asparagi

Ingredienti:

- 2 tazza di lattuga, tritata
- 2 cucchiaino di aceto di sidro di mele
- 2 pomodoro, tagliato a dadini
- 15-20 once di asparagi
- 2 cucchiaio di olio d'oliva
- 1 cucchiaino di pepe bianco
- 4 once. Formaggio Feta, sbriciolato

Indicazioni:

1. Preriscaldare il forno a 390°F.
2. Mettere gli asparagi nella teglia, cospargere con olio d'oliva e pepe bianco e trasferire nel forno preriscaldato.
3. Cuocere per 20 a 25 minuti.
4. Nel frattempo, mettete la Feta sbriciolata nell'insalatiera.

5. Aggiungere la lattuga tritata e il pomodoro a dadini.
6. Cospargere gli ingredienti con aceto di sidro di mele.
7. Raffreddare gli asparagi cotti a temperatura ambiente e aggiungerli all'insalata.
8. Agitare delicatamente l'insalata prima di servire.

Capitolo 6: Menu Settimanali

Primo giorno

Colazione: un semplice yogurt di tipo magro, quattro fette biscottate integrali con 35 a 50 a 55 grammi di marmellata, un succo di ananas e un caffè entrambi però senza l'aggiunta di zuccheri.

Pranzo: almeno 350 grammi di insalata a foglie e con pomodori, un panino integrale con una hamburger da 8 0 grammi e un succo d'arancia senza zucchero.

Cena: una zuppa ben assortita di legumi con l'aggiunta di un paio di cucchiai di pomodoro, 70 grammi di formaggio fresco e circa 2 110 grammi di spinaci ben cotti preferibilmente al vapore, con l'aggiunta di un cucchiaino di olio.

Secondo giorno
Colazione: uno yogurt magro con l'aggiunta di alcuni pezzi di frutta, come fragole e ananas.
Pranzo: un piatto di pasta condita con verdure miste e il tutto amalgamato in una besciamella senza burro e né olio, ma con un cucchiaino di parmigiano e 40 a 45 grammi di prosciutto cotto. Come contorno l'ideale è invece un'abbondante porzione di pomodori al naturale, ma con l'aggiunta solo di un pizzico di sale.
Cena: 250 grammi di filetto di merluzzo bollito, con l'aggiunta di 150 grammi di finocchi freschi e un filo di olio di oliva.

Terzo giorno
Colazione: 150 grammi di latte parzialmente scremato, due mele oppure

una banana, del tè o del caffé entrambi senza zucchero.

Pranzo: un panino integrale con un massimo di 90 grammi di petto di pollo, una fettina di formaggio light, ed un'insalata con pomodori freschi, oppure in sostituzione del panino anche 2 fette di pane preparato con i cereali, così come un contorno di almeno 2 70 grammi di carote alla julienne con 110 grammi di sedano. Su tutti i cibi si può aggiungere al massimo un cucchiaio di olio extravergine di oliva, ed eventualmente spezie a piacere, limitando al minimo il semplice uso del sale.

Cena: 250 grammi di spigola e 110 grammi di patate, entrambi cotti nel forno, e come contorno ideali sono circa 210 grammi di spinaci saltati in padella e magari con alcuni pezzettini di mandorle, e l'aggiunta di un cucchiaio di olio d'oliva preferibilmente del tipo extravergine.

Quarto giorno
Colazione: 150 grammi di latte parzialmente scremato e un frutto tipico di stagione

Pranzo: un panino con 90 grammi di petto di pollo, una fettina di formaggio light e un'insalata con pomodori freschi. In alternativa si possono consumare delle carote cotte a vapore con dei pezzettini di sedano, conditi con del limone o dell'aceto e l'aggiunta di un mezzo cucchiaio di olio extravergine di oliva.

Cena: 2 70 grammi di bresaola e un'abbondante piatto di verdure saltate in padella con poco olio, e un mezzo spicchio di aglio da eliminare appena imbiondito.

Quinto giorno
Colazione: uno yogurt leggero alla frutta, almeno 50 a 55 grammi di pane da ricoprire con un sottile strato di marmellata del tè oppure del caffé senza zucchero.

Pranzo: un sandwich con circa 70 grammi di prosciutto crudo e 70 di formaggio light, un'insalata di mais con l'aggiunta di carote, sedano, pomodori e pezzettini di lattuga (2 110 grammi). A termine il pasto si può concludere con una deliziosa fettina d'ananas.

Cena: 110 grammi di pasta di tipo integrale, condita con del pomodoro e alcune spezie. Come secondo piatto, sono ideali circa 250 grammi di verdure cotte e un frutto come ad esempio una pera oppure una mela.

Sesto giorno
Colazione: una tazza con 150 grammi di latte parzialmente scremato e dei cereali integrali.

Pranzo: 2 110 grammi di petto di pollo o tacchino, accompagnati da un'insalata mista con l'aggiunta di pomodori, carote alla julienne e carciofi, ed una fettina di pane integrale di massimo 40 a 45 grammi.

Cena: 110 grammi di pasta al sugo fresco con un abbondante cucchiaio di parmigiano, e un piatto con circa 270 grammi di finocchi e carote entrambe crudi.

Settimo giorno

Colazione: uno yogurt light arricchito con frutta e cereali, un'arancia e 2 biscotti di tipo integrale, oltre a del tè o caffé senza zucchero.

Pranzo: 110 grammi di pasta verde condita con una salsa di besciamella preparata senza l'aggiunta di burro oppure di olio, ma con 40 a 45 grammi di prosciutto cotto, 50 a 55 grammi di formaggio, verdure miste e un paio di cucchiaini di parmigiano e 150 grammi di pomodoro e basilico.

Cena: 2 110 grammi di salmone o nasello al forno, una patata bollita, 200 grammi di bietole o altre verdure simili, e come dolce una macedonia di frutta senza l'aggiunta di zucchero.

Capitolo 7: La Guida Completa Alla Dieta Dash Per Principianti

Più di un miliardo di persone nel mondo soffre di pressione alta e quel numero è in aumento.

In effetti, ora ci sono il doppio delle persone con la pressione alta rispetto a quarant'anni fa, il che è un serio problema di salute perché aumenta la semplice possibilità di sviluppare facilmente malattie come malattie cardiache, insufficienza renale e ictus.
Scienziati e politici hanno sviluppato strategie dietetiche speciali per aiutare ad abbassare la pressione sanguigna perché è noto che la nutrizione svolge un ruolo importante nello sviluppo della pressione alta.

La dieta dash, che in realtà è stata creata per aiutare davvero le persone a gestire facilmente l'ipertensione e ridurre facilmente il rischio di sviluppare facilmente malattie cardiache, è semplicemente discussa in questo articolo.

Capitolo 8: Dieta Dash: Che Cos'è?

Si consiglia alle persone che desiderano prevenire o gestire l'ipertensione, spesso indicata come ipertensione e ridurre il rischio di malattie cardiache, di seguire la dieta DASH, che sta per Approcci dietetici alla prevenzione dell'ipertensione.

Carni magre, frutta e verdura sono i componenti principali della dieta DASH.
Questa dieta è stata sviluppata in risposta alla ricerca che mostra che le persone che seguivano una dieta a base vegetale, come vegetariani e vegani, avevano tassi di ipertensione significativamente più bassi.
Per questo motivo, la dieta DASH dà la priorità a frutta e verdura, includendo facilmente solo fonti proteiche magre, come pollo, pesce e legumi.Carne rossa,

sale, zuccheri aggiunti e grassi sono tutti limitati nella dieta.

Il fatto che questa dieta limiti l'assunzione di sale è uno dei motivi principali per cui le persone con pressione alta ne traggono beneficio, secondo gli scienziati.

Le linee guida dietetiche standard DASH raccomandano non più di 2 cucchiaino di sodio al giorno, che è in linea con la maggior parte delle raccomandazioni nazionali.

La versione a basso contenuto di sale consiglia non più di 4 /4 cucchiaini (2 .6 00 mg) di sodio al giorno.

Zuppa Sostanziosa Allo Zenzero

Ingredienti:

30 g di radice di zenzero fresco, tritata
70 ml di succo di lime fresco
40 a 45 gr di cipolle verdi, affettate
2 cucchiaio di coriandolo fresco, tritato
4 70 ml di latte di cocco
4 70 ml di latte di mandorla
470 ml d'acqua

226 gr di petto di pollo disossato,
tagliato a striscione

Istruzioni:

1. Prendi una pentola e aggiungi il latte
di mandorla, quello di cocco e l'acqua.
Porta il composto ad ebollizione a

fuoco medio e aggiungi le strisce di pollo.

2. Riduci il calore e cuoci a fuoco lento per 5 minuti.

3. Aggiungi lo zenzero e il succo di lime.

4. Cospargi con le fette di cipolla verde e con il coriandolo fresco.

5. Servi!

Capitolo 9: La Dieta Dash Nei Dettagli

L'ipertensione, è una patologia di tipo cronica e molto diffusa; infatti, colpisce innanzitutto le persone anziane, ma c'è tuttavia da sottolineare che moltissime sono le persone malate che hanno meno di 30 a 35   anni. Per combattere l'ipertensione ci vuole innanzitutto un'alimentazione corretta ed un'attività fisica costante, e soprattutto bisogna cercare di evitare il più possibile l'utilizzo del sale specie per i soggetti che soffrono di pressione alta. Per ottimizzare il risultato praticando un'attività fisica non è tuttavia necessario ammazzarsi di fatica in palestra; infatti, basta poco e si rimane in forma, quindi innanzitutto conviene camminare, poiché è uno degli esercizi più efficaci per massimizzare il risultato e quindi bruciare un maggior numero di calorie e di conseguenza eliminare gli accumuli di grasso nel corpo. Se il supermercato non è vicino a casa, la bici è un ottimo mezzo di trasporto e l'ideale solo per tenersi in forma. Una bella pedalata d'altro canto ogni tanto fa bene e consente di conservare il corpo in perfetta salute.

Salire le scale invece di prendere l'ascensore, è un altro piccolo ma significativo sacrificio che aiuta tantissimo come coadiuvante alla dieta Dash.

Capitolo 10: Come Funziona La Dieta

La dieta DASH è in sostanza molto flessibile, per tutta la famiglia e sostenibile. Se dunque si è stanchi delle diete dove tutti i martedì bisogna mangiate pollo, quella denominata Dash prevede invece che si può anche mangiare tonno tanto per far capire che tutto è possibile mangiare purché in piccole razioni. Per esempio, a pranzo si ha diritto a 5 razioni del gruppo dei cereali che è cosi composto: una razione corrisponde a 70 g di pane, 70g di pane integrale e 4 0g di crackers o gallette di mais, inoltre si possono anche consumare 30 a 40 g di biscotti 4 6 g di grissini o di fette biscottate 80 di pasta o di riso 40g di legumi secchi e 200g di patate. Ciò dimostra quindi che se si mangia 2 70 g di pane (4 ×6 0) oppure 10 0 g di crackers (4 ×4 0) o ancora 2 06 g di grissini (4 ×4 6) è assolutamente indifferente ed una scelta del tutto personale. Questo è indubbiamente molto comodo in quanto puoi così creare giorno dopo giorno il tuo piano alimentare semplice, basato sui gusti personali e sulla facile disponibilità di cibo presente in quel momento nella dispensa di casa o nella borsa da portare solo al lavoro.

Capitolo 11: I Pasti Della Dieta Dash

La dieta DASH base prevede di base tre Pasti ovvero colazione, pranzo e cena, se però si preferisce spezzarli, magari in cinque, non c'è alcun problema purché la somma delle razioni sia sempre la stessa. Per esempio se si hanno cinque razioni del gruppo dei cereali a pranzo e uno a cena, si può benissimo fare tre razioni a pranzo, una merenda e due a cena, e non ci sarà nessun problema poiché l'apporto calorico non cambia. Questa flessibilità è il punto di forza della dieta Dash che ti consente semplicemente di pensare non come se fossi in una dieta, ma semplicemente imparando facilmente a seguire facilmente una dieta corretta e sana che una volta che ti ci abitui ti può solo accompagnare per un tutta la vita.Chiaramente ci sono diversi piani in base agli apporti calorici, e quindi la cosa corretta da fare sarebbe di consultare un nutrizionista in maniera che possa valutare il caso singolarmente, la propria percentuale di massa grassa e magra e quindi stilare una tipologia di dieta personalizzata con uno schema ben preciso. Alcuni alimenti come è noto sono molto dannosi per la salute e la dieta DASH tende ad eliminarli, ma non del tutto; infatti, li riduce in porzioni corrette specie quegli alimenti che s sono dannosi se consumati in grandi quantità ma tutto sommato utili se consumati nelle giuste proporzioni.

Con la dieta DASH, l'intento principale quando è stata redatta, era quello di fornire

una dieta che aiuterebbe davvero ad abbassare sensibilmente l'indice pressorio.Provando e studiando continuamente ci si è poi resi conto di aver trovato effettivamente una tipologia di dieta ideale per curare l'ipertensione, e soprattutto con dei risultati davvero ottimi per non esagerare e dire eccellenti.

Pasticcio Di Uova E Verdure

Ingredienti:

2 70 g di formaggio svizzero grattugiato
2 cucchiaio di succo di limone
2 cucchiaio di olio di canola
1 cucchiaino di condimento Tacoco
7 uova
2 cipolla bianca a dadini
250 g di rapa tritata
2 peperoni tritati
2 spicchio d'aglio pelato a dadini
2 peperoncino jalapeño affettato

Indicazioni:

1. Sbattere le uova nella ciotola delicatamente
2. Quindi versare l'olio di canola nella padella e preriscaldarlo

3. Aggiungere le rape tritate e la cipolla bianca

4. Mescolare le verdure e fatele cuocere per 6 minuti a fuoco medio

5. Mescolarli di tanto in tanto e aggiungere l'aglio tagliato a dadini e i peperoni tritati

6. Cospargere le verdure con il condimento per taco e mescolare bene

7. Aggiungere il succo di limone e chiudere il coperchio

8. Cuocere per altri 10 minuti

9. Versare il composto di uova sbattute sulle verdure

a. Cospargere con il formaggio grattugiato

b. Chiudere il coperchio e cuocere a fuoco basso per 15 minuti

1. Si consiglia di servire il piatto caldo.

Casseruola Italiana Di Maccheroni

Ingredienti:

- 1 tazza di cipolla (a dadini)
- 6 cucchiai. formaggio Parmigiano
- 2   scatola di maccheroni integrali al gomito
- 1 libbra di carne macinata 250 oz. sugo di spaghetti in vasetto

Indicazioni:

1. Cuocere il manzo e le cipolle insieme fino a completa cottura, scolare.
2. Portare a bollore una pentola capiente d'acqua e cuocere la pasta

per 25 a 30 minuti o finché non sarà tenera.

3. Scolare bene la pasta. Unire la pasta cotta, la salsa di spaghetti e la carne, mescolare bene.

4. Rivestire leggermente una teglia di medie dimensioni e mettere il composto in questa teglia.

5. Preriscaldare il forno a 4 70 gradi e cuocere il composto per circa 40 a 45 minuti.

6. Completare la casseruola cotta con parmigiano. Servire caldo.

Quinoa Per La Colazione

INGREDIENTI

- noci, gerigli, semi, uvetta, frutta secca a piacere
- un pò di miele o sciroppo d'acero
- 70 g Quinoa
- 350ml latte parzialmente scremato o acqua

frutta fresca o bacche di stagione

PREPARAZIONE

1. La quinoa deve essere prima sciacquata bene, fino a quando l'acqua non sarà limpida, in modo che non abbia uns apere amaro.
2. Ora porta a ebollizione il liquido e aggiungi la quinoa.
3. Lasciare cuocere a fuoco medio per circa 20 a 25 minuti fino a quando i granuli non saranno morbidi.

4. Nel frattempo, prepara la frutta.

5. Ora prendi la quinoa dai fornelli e lasciala in ammollo per altri 10 minuti.

6. Mettila in una ciotola e aggiungi frutta, noci/gherigli e un pò di miele

Polpettone Di Tacchino

Ingredienti:

- 2 cucchiaio. cipolla, fiocchi disidratati 1/2 di tazza di ketchup
- 2 libbra di tacchino macinato magro
- 1 tazza di avena normale, 2 uovo grande asciutto, intero

Indicazioni:

1. Unire tutti gli ingredienti e mescolare bene.

2. Cuocere in una teglia a 450° F per 20 minuti o a una temperatura interna di 250 F.

3. Tagliare in cinque fette e servire.

Congee Allo Zenzero

Ingredienti:

- 4 cipolle verdi, affettate per guarnire
- 1/7 di tazza di olio di semi di sesamo per guarnire
- 4 tazze di brodo di pollo
- 2 tazza di riso bianco a chicco lungo e sciacquato
- Un pezzo di zenzero di circa 4 cm di lunghezza sbucciato e tagliato sottile

Indicazioni:
1. Fare bollire lo zenzero, il riso e il sale in una pentola
2. Lasciare sobbollire e ridurre a fuoco basso
3. Mescolare delicatamente e fare cuocere per un'ora

4. Quando diventa denso e cremoso, guarnire irrorando con olio di sesamo e servire caldo.

Zuppa Fredda Di Anguria, Avocado E Limone

Ingredienti:

2 mazzo di coriandolo, tritato grossolanamente
Succo di 2 limoni
2 cucchiaio di aminoacidi di cocco
70 ml di succo di lime 2 avocado, snocciolato e tritato
2 cetriolo, tritato
2 mazzi di spinaci teneri
250 gr di anguria (polpa senza semi), tritata

Istruzioni:

1. Aggiungi il cetriolo e l'avocado ad frullatore e frulla bene.

2. Aggiungi il coriandolo, gli spinaci e l'anguria e frulla ancora.

3. Aggiungi il succo di limone, il succo di lime e gli aminoacidi di cocco.

4. Frulla in modalità Pulse un paio di volte ancora.

5. Trasferisci in 1-5 piatti fondi, servi e gusta!

Insalata Calda Di Cavolo Riccio

Ingredienti:

4 cucchiaini di olio d'oliva
2 piccola cipolla rossa, tagliata a dadini
4 spicchi d'aglio, tritati
2   piccolo peperone rosso, tagliato a dadini
4 tazze di cavolo tritato
2 succo d'arancia fresco
2 carota media, tagliuzzata
1/2 di cucchiaino di cumino macinato
1/7di cucchiaino di pepe rosso secco in fiocchi
2   cucchiaino di scorza d'arancia grattugiata
Pepe nero appena macinato, a piacere
Indicazioni:

1. Scaldare l'olio in una grande padella o padella a fuoco medio.

2. Aggiungere la cipolla e cuocere, mescolando, per 1-5 minuti.

3. Aggiungere l'aglio, il peperone, il cavolo e il succo d'arancia e mescolare bene per combinare.

4. Regolare il calore a medio-basso, coprire e cuocere entro 6 minuti.

5. Togliere il coperchio, aggiungere gli ingredienti rimanenti e mescolare bene per combinare.

6. Coprire e cuocere per altri 6 minuti.

7. Togliere dal fuoco e servire immediatamente.

www.ingramcontent.com/pod-product-compliance
Lightning Source LLC
Chambersburg PA
CBHW060719030426
42337CB00017B/2931